AF602845

DU

CHARLATANISME

MÉDICAL, EN FRANCE.

CONSIDÉRATIONS PHILANTHROPIQUES

par Lucien Dupont,

PHARMACIEN.

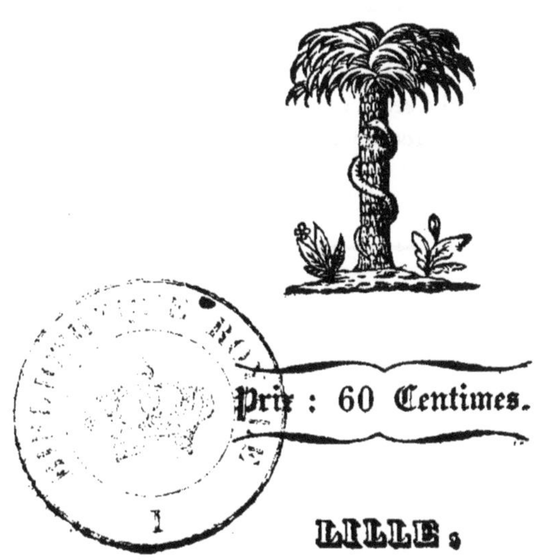

Prix : 60 Centimes.

LILLE,

IMPRIMERIE DE BRONNER-BAUWENS,

1838.

« Cesse de chercher sur la terre
» Des cœurs sensibles aux bienfaits:
» L'homme ne pardonne jamais
» Le bien que l'on ose lui faire.
» N'importe : ne te lasse pas;
» Ne suis la vertu que pour elle:
» L'humanité serait encor moins belle
» Si l'on ne trouvait point d'ingrats.

— PARNY. —

DÉDICACE

A mon PÈRE et à ma MÈRE.

Mes chers Parens,

En vous dédiant l'opuscule que je mets au jour et que tout me faisait un devoir de vous offrir, je ne vous donne qu'un bien faible témoignage de ma reconnaissance.

C'est sous vos yeux que j'ai fait les études dont il est le fruit ; c'est à vos leçons et à vos exemples que je dois les principes de philanthropie qui m'animent ;

c'est afin de propager l'amour sacré de l'humanité; qui, grâces à vous, se développa dans mon cœur sous la protection du foyer paternel, que je viens essayer de combattre l'un des fléaux le plus dangereux de notre siècle : *le Charlatanisme médical!*

Puissent mes idées contribuer à détruire l'ignorance et l'erreur sur lesquelles s'appuie la plus vile des spéculations, la plus honteuse des industries. Puissiez-vous accueillir avec bonté cet hommage d'un travail auquel votre indulgence assurera le succès qu'ambitionne le plus

Votre respectueux et dévoué fils,

LUCIEN DUPONT.

UN MOT

D'AVERTISSEMENT.

J'ai cru, dans l'intérêt de l'humanité, devoir publier cette brochure, où je me suis proposé de considérer le Charlatanisme médical *comme étant, à-la-fois, un fléau et une absurdité dans un pays aussi éclairé que le nôtre.*

Mes lecteurs approuveront, sans doute, un travail dont le but est de prémunir la société contre le danger de s'adresser à des êtres, pour la plupart, non moins ignorans que présomptueux, qui se font un jeu de l'art de guérir et compromettent impunément la vie de l'homme.

Les réflexions naissent en foule sur un tel

sujet et l'on ne saurait trop s'y attacher, pour le bien de l'espèce humaine. Aussi, m'estimerai-je heureux, si ma faible voix en excite de plus capables à se faire entendre dans le même intérêt.

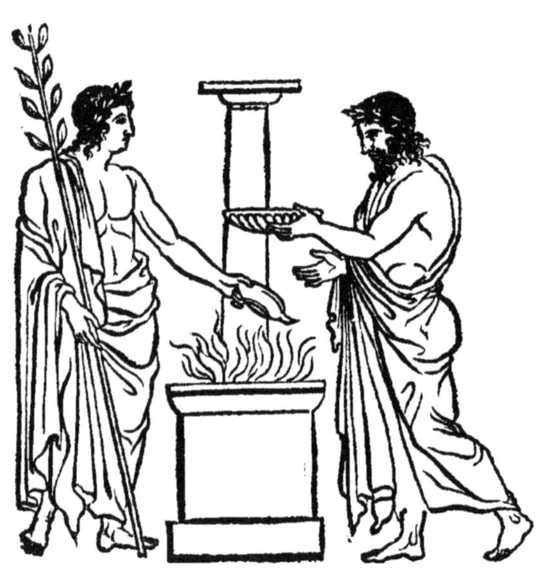

DU CHARLATANISME MÉDICAL.

L'EXERCICE du Charlatanisme médical est un véritable fléau dans un pays; il est d'autant plus déplorable qu'il ne se passe point de jour où ses ravages ne compromettent la vie des êtres ignorans ou crédules qui placent aveuglément en lui leur confiance. En éblouissant le peuple, et les habitans de la campagne surtout, par un vain étalage de mots scientifiques dont il ignore souvent aussi bien la portée que celle des substances qu'il débite, le Charlatan amasse la population la moins éclairée de tous les pays et l'empoisonne souvent à l'aide de drogues qui, sagement administrées, seraient des médicamens salutaires.

C'est en faisant parade d'une science qu'il ignore, ou en se servant de ses connaissances pour abuser de la bonne foi, que le Charlatan exploite nos carrefours. Si cette conduite attire justement l'indignation de la société sur un homme quelconque, elle exige certainement la plus sévère punition contre celui qui se joue de la santé de ses semblables. Il faudrait que les personnes influentes s'opposassent de tout leur pouvoir à ce que l'indigent confie le traitement de ses maladies aux Charlatans; et que, portant encore plus loin leur sollicitude, elles veillassent à ce que les habitans de la campagne n'accordent jamais leur confiance à des empiriques, dépourvus d'humanité tout autant que de lumières; gens qui, pour la plupart, n'exercent une telle industrie que faute de courage pour une profession laborieuse; et qu'on voit, munis de certificats mendiés ou surpris, parcourir nos villes et nos campagnes en se fesant un jeu de tarir les sources de la santé du peuple, et tuant même les malades qui s'adressent à eux.

Combien il serait préférable, pour tant de victimes, qu'elles fussent abandonnées aux seules ressources de la Nature! Car ces prétendus remèdes ne peuvent servir qu'à prolonger les maladies lorsqu'ils n'ont point pour effet de les rendre mortelles:

Jadis l'homme vivait, au travail occupé;
Et, ne trompant jamais, n'était jamais trompé.

— Boileau. —

Je distinguerai deux espèces de Charlatans : les Ambulans et les faux Médecins de village, de l'un et de l'autre sexe.

Les premiers, sans visiter les malades, débitent des remèdes dont quelques-uns ne sont qu'extérieurs et ne font pas toujours grand mal; mais les remèdes intérieurs sont très-souvent pernicieux. On en a vu les effets les plus cruels; et il ne passe point des ces misérables empiriques dans une localité sans qu'il en coûte la vie à quelques-uns de ses habitans : ils nuisent encore d'une autre façon, en ce qu'ils enlèvent à une classe assez ordinairement aussi pauvre que laborieuse le fruit de ses épargnes; ce modique argent qu'elle amasse parfois au prix des plus dures privations. On a vu l'artisan et le laboureur, obligés, faute de ressources, de s'interdire les secours les plus nécessaires à la vie, emprunter de quoi acheter chèrement un remède qui comblera leur misère en aggravant leurs infirmités; et qui, les jetant dans un état de langueur, souvent incurable, a pour résultat de réduire des familles entières à la mendicité, en attendant qu'elles n'offrent plus que des veufs et des orphelins.

Des hommes ignorans, fourbes, menteurs et impudens, séduiront toujours le peuple grossier et crédule, incapable de les juger; car le peuple sera éternellement la dupe de quiconque aura la bassesse de chercher à l'éblouir; c'est-à-dire des Charlatans de tout genre, qu'on tolèrera près de lui.

Mais le magistrat, son tuteur, son protecteur, son père, ne devrait-il pas le soustraire à ce danger, en prohibant l'exercice du Charlatanisme là où les hommes sont le plus utiles et l'argent le plus rare?

Qu'est en effet le Charlatan, sinon un ver rongeur qui détruit la santé, qui emporte l'argent des lieux où il pénètre, sans jamais y produire le moindre bien? D'aussi fortes raisons devraient-elles permettre de différer plus long-temps une exclusion si impérieusement réclamée?

Les empiriques, tels que les faux médecins de villages, (hommes et femmes), n'emportent pas, il est vrai, l'argent du pays comme les Charlatans ambulans; mais le ravage qu'ils font parmi les hommes est continuel, et chaque jour de l'année est marqué par le nombre de leurs victimes. Ils volent d'ailleurs le peuple en lui vendant quinze et vingt fois au-dessus de leur valeur les remèdes avec lesquels ils altèrent sa santé.

Sans la moindre notion sans aucune expérience, munis de trois ou quatre remèdes, dont ils ignorent aussi profondément la nature que celle des maladies dans lesquelles ils les emploient, et qui étant presque tous violens sont véritablement un glaive dans la main d'un furieux, ils empirent les maux les plus légers, et rendent mortels ceux qui sont un peu plus graves, mais qui se seraient guéris si on les eût seulement abandonnés à la nature; et, à plus forte raison, s'ils avaient été bien traités.

Si l'aveuglement du peuple sur ces êtres ignorans est inconcevable, celui qu'il a en faveur des Charlatans l'est cependant moins, parce que, ne les connaissant pas, il peut leur supposer une partie du talent et des connaissances qu'ils s'arrogent. Il faut donc l'avertir, (et on ne peut trop le redire), que malgré l'appareil pompeux dont quelques-uns se parent, ce sont toujours des hommes vils qui, incapables de gagner leur vie par aucun travail honnête, ont fondé leur subsistance sur leur propre impudence et son imbécile crédulité; qu'ils n'ont aucune connaissance, que leurs titres et leurs patentes sont sans aucune autorité, parce que, par un misérable abus, ces actes sont devenus une denrée de commerce qu'on obtient à vil prix, tout comme le surtout galonné qu'ils achètent à la friperie; que leurs certificats de guérison sont chimériques ou faux, et qu'enfin quand sur le nombre prodigieux de gens qui prennent leurs remèdes, il y en aurait quelques-uns de guéris, (et il est presqu'impossible que cela n'arrive pas), il n'en serait pas moins vrai que c'est une espèce destructive. Un coup d'épée dans la poitrine, en perçant un abcès, sauva un homme de la mort; les coups d'épée en sont-ils moins dangereux?

Il n'est d'ailleurs pas plus surprenant de voir ces gens-là guérir, par hasard, un des malades qui les consultent, qu'il ne leur est habituel d'en faire languir ou d'en tuer des milliers que les secours de la médecine, ou ceux de la nature, auraient sauvés.

Souvent les malades de l'ordre de ceux qui s'adressent le plus aux Charlatans, soit qu'ils ne veulent pas s'astreindre au traitement qu'exige leur maladie, soit que, rebuté par leur peu de docilité, le médecin ne leur continue pas ses visites, vont chercher des gens qui leur promettent une guérison prompte, et hasardent des remèdes qui tuent généralement, et ne guérissent que par exception. Est il étonnant que, dans cette hypothèse, un homme vigoureusement constitué, résiste au poison déguisé sous le nom de *remède infaillible*, et lui doive une secousse salutaire qui en eût fait succomber vingt autres ?

Non, sans doute; et les registres mortuaires d'une foule de paroisses confirmeraient ce que je dis; par la seule coïncidence des époques les plus fécondes en décès avec celles du passage des bateleurs et des empiriques... Mais, ainsi que l'a dit un Poëte: à l'aide d'un seul succès, le Charlatanisme

« Orne le vide et le colore;
» Et l'ampleur d'un habit pompeux,
» De sa muse, à la voix sonore,
» Cache le squelette honteux. »

— Parny. —

Voyez ce Charlatan de la foire que de nombreux paysans entourent, les yeux ouverts, la bouche béante; ceux-ci semblent guetter l'instant où il leur sera possible d'aller, à tour de rôle, échanger de bon argent contre une mauvaise drogue, toujours nuisible et souvent mortelle. Combien le crédit de cet impudent fripon s'évanouirait promptement, si chacun de ses auditeurs ébahis pouvait se persuader qu'à la jactance et à l'aplomp près, il en sait autant que lui, et serait à même de le remplacer! .

Si le peuple raisonnait, il serait aisé de le désabuser; mais ceux qui le conduisent, doivent raisonner pour lui. J'ai déjà prouvé le ridicule de sa confiance, accordée aux Charlatans proprement dits ; celle qu'il a pour les inspecteurs d'urine et les faux médecins de villages, (hommes et femmes), n'est pas moins insensée. Les personnes éclairées jugent aisément combien l'inspection des urines doit être obscure et incertaine. Or, que peut-on obtenir et que doit-on attendre de ces effrontés Charlatans, qui prétendent connaître toutes les maladies, et en prédire la guérison par le seul examen des urines, quoiqu'elles aient été ordinairement agitées et ballottées, en différens sens ; quoiqu'elles soient quelquefois apportées de loin ; et, parconséquent, vieilles et décomposées. Mais on ne désabusera jamais les hommes de leur sotte crédulité. Ils donnent sans examen leur confiance à qui leur promet beaucoup, et cette amorce les attirera toujours. Que le bas peuple, qui ne saurait être que très-ignorant, s'y laisse prendre, on n'en doit pas être étonné ; mais que des gens éclairés, ainsi qu'on en trouve beaucoup en province, soient la dupe d'une telle fourberie, c'est ce qu'on a peine à concevoir.

Tout art s'apprend ; on ne confie une montre pour la raccommoder qu'à celui qui a passé des années à étudier comment elle est faite, et quelles sont les causes qui la font bien aller ou qui la dérangent ; et l'on confiera le soin de restaurer le plus composé, le plus délicat et le plus précieux des mécanismes (celui du corps humain) à des gens qui n'ont pas la plus petite notion de sa structure, des causes de ses mouvemens et des moyens qui peuvent les rétablir.

Les médecins les plus éclairés, ces hommes précieux qui, nés avec d'heureux talens, ont développé leur esprit dès la plus tendre enfance, et qui ont cultivé avec soin toutes les parties de la physique; qui ont sacrifié les plus beaux momens de leur vie à une étude suivie et assidue du corps humain, de ses fonctions, des causes qui peuvent les altérer, qui ont surmonté l'inconvénient de vivre, dans les hôpitaux, parmi des milliers de malades; qui, réunissant à leurs propres observations celles de tous les temps et de tous les lieux, ont également fait une étude spéciale des moyens thérapeutiques propres aux divers traitemens. Ces hommes rares, dis-je, ne se trouvent pas tels qu'ils voudraient être, afin de se charger du précieux dépôt de la santé humaine; et on le remettra à des hommes grossiers, nés sans talens, élevés sans culture; qui, souvent, ne savent pas même lire, qui ignorent tout ce qui a quelque rapport à la médecine, aussi profondément que les mœurs des sauvages; qui n'ont veillé que pour boire, qui ne font cet horrible métier qu'afin de fournir à leurs goûts pour les spiritueux; qui ne se sont fait médicastres que parce qu'ils étaient incapables d'être quelque chose d'utile: une telle conduite n'est-elle pas le comble de l'extravagance?

Si l'on entrait dans l'examen des remèdes employés, si on les comparait au besoin des maladies dans lesquelles ils sont appliqués, on gémirait sur le sort de cette infortunée partie du genre humain; dont la vie, si importante à l'État, se trouve ainsi confiée à de misérables empiriques.

Quelques-uns de ceux-ci, prévoyant l'objection tirée du manque d'études, cherchent à la prévenir ou n'y répondent qu'en invoquant un préjugé malheureusement trop accrédité de nos jours, parmi le peuple: c'est que leurs talens pour la médeciue résultent d'un don surnaturel; qu'ils osent, partout, déclarer héréditaire dans leur famille; et qu'ils proclament impudemment fort supérieur à toutes les connaissances humaines.

Il ne m'appartient pas de faire ressortir, avec ses dangers, l'indécence et l'irréligion d'une telle fourberie: ce serait empiéter sur des droits tout autres que les miens... Mais qu'il me soit permis d'espérer que si cet avertissement leur tombe sous les yeux, il n'est pas un Curé de village, surtout, qui ne prévoie quelles suites pourrait avoir une telle superstition.

A part le danger le plus fréquent des idées superstitieuses et l'utilité dont il est de les combattre; n'est-il pas naturel de supposer que les esprits imbus de préjugés sont toujours les moins propres à goûter une doctrine véritablement pure et bienfaisante? N'a-t-on pas vu de ces êtres cupides et malfaisans qui, voulant s'accréditer par la crainte autant que par la confiance, ont poussé leur monstrueuse prétention jusqu'à laisser douter s'ils tenaient leur puissance du Ciel ou de l'Enfer... Et ce sont là les hommes qu'on laisse, impunément, disposer de la vie des autres!

Un fait, aussi difficile à expliquer qu'il est généralement connu et qui forme un contraste bien saillant avec l'apathie personnelle dont nous avons parlé, c'est l'empressement avec lequel le paysan réclame pour ses bestiaux les secours du vétérinaire le plus en renom; ce sont les sacrifices de tout genre qu'il s'impose pour les payer : quelqu'éloignée que soit la résidence de l'artiste fameux, ou prétendu tel, quelque soit le prix dont il faille acheter ses soins et ses remèdes, on va le chercher, on le fait revenir... Rien alors n'est trop bon, ne présente trop de garanties.

Qu'il s'agisse, au contraire, pour ce même paysan, de sa propre santé ou de celle de sa femme et de ses enfans, il se passera de secours, on se contentera (quelque pernicieux qu'ils puissent-être) de ceux qui s'offrent sous sa main, ou sont mis à sa portée par d'ignares et cupides charlatans, dont les drogues ne coûtent pas moins que les meilleurs médicamens; et qui s'entendent fort bien à exploiter la crédulité villageoise pour en extorquer, peu à peu, des sommes avec lesquelles on se fut aisément procuré les soins de plus d'un médecin éclairé, prudent et philanthrope!

Je ne m'étendrai pas davantage sur une question dont l'intérêt de l'humanité m'excitait seul à parler et qui demanderait à être traitée longuement; tant est grande son importance. L'horrible abus que je signale est de telle nature qu'il doit exciter l'indignation générale: il n'y aurait guère qu'aux médecins qu'il appartiendrait de prendre leur parti sur l'influence pernicieuse des empiriques; laquelle, ne s'exerçant que sur les classes les moins aisées de la société, ne leur enlève que la portion la plus gratuitement pénible de leur clientelle; si, toutefois, il était possible de rencontrer des médecins capables de s'applaudir d'un état de choses aussi déplorable, et de vouloir d'une tranquillité acquise à un tel prix!

« Mais honneur à notre Apollon,
» Et que l'humble fleur du vallon
» Au lis des jardins rende hommage.
» Notre verve est brillante et sage.
» Aux petits charlatans moraux,
» Qui viennent au pied du Parnasse
» Etablir d'ennuyeux tréteaux,
» Vous laissez leur risible échasse,
» Et leur vieux baume inefficace,
» Et le vide pompeux des mots.

— Parny. —

Après avoir signalé le mal, il serait bon d'en indiquer le remède. Quoique ce soit chose difficile, essayons: un moyen qui, sans contredit, serait des plus efficaces et dont je crois avoir parlé serait de n'admettre absolument aucun charlatan, ou prétendu médecin ambulant sans le signaler comme un empirique dangereux. Il serait même à désirer qu'on infligeât des peines corporelles, ainsi qu'en ordonnèrent différents édits souverains; et qu'on notât d'infamie l'exercice de cette cupide et pernicieuse industrie.

La sollicitude des Curés de campagne et leurs instructions pastorales auraient la plus grande efficacité sur l'esprit des gens ignorans et crédules: il suffirait de démontrer au peuple que la confiance qu'il accorde au détriment de sa santé, de sa vie, est un véritable suicide, pour l'exciter d'abord à agir moins aveuglé-

2

ment et pour le ramener ensuite à une conduite plus morale et plus sage.

Je sais bien que l'inutilité de tant d'autres exhortations pourrait faire craindre que celles-ci n'eussent le même sort ; mais, outre que ce motif ne saurait dispenser la charité chrétienne du devoir de les essayer, il y a lieu de croire que l'intérêt personnel, ordinairement enraciné dans la tête et dans le cœur des villageois, pouvant servir de point d'appui à ce nouveau levier d'Archimède, on parviendrait à de bons resultats !

Si l'usage, c'est-à-dire la corruption de la société admet en principe qu'il n'est point de vices, habilement dissimulés, qui puissent exclure du titre et de la considération de l'honnête homme ; à plus forte raison, l'impunité semble-t-elle acquise au médicastre impudent et verbeux qui, faisant parade de philanthropie et de désintéressement, exploite au profit d'une sordide cupidité l'aveugle et sotte admiration qu'excite dans la foule ébahie le vain et fastueux étalage de mots et de phrases où, souvent, elle ne comprend rien ; et où, pour me servir d'une locution triviale à sa portée : *elle ne voit que du feu!*

Mais lorsque l'intérêt personnel est de la partie ; c'est-à-dire quand il s'agit d'une atteinte directe à notre propriété, nous devenons impitoyables... Voyez plutôt la répulsion qu'inspire à la société le vol ouvert et caractérisé : c'est à peine si, dans certains cas, on ne pardonnerait pas plutôt à l'homicide qu'au voleur ; tant il est vrai qu'assez généralement la fortune est ce à quoi l'homme tient le plus sur la terre !

Eh! bien, ne pourrait-on pas se servir de ce point d'appui pour le ramener au sentiment de la conservation de trésors non moins précieux : la santé et la vie? Ne peut-on pas faire sentir à l'honnête artisan, au laborieux habitant de la campagne, à l'homme du peuple enfin, que le désintéressement de l'empirique, ou la modicité de ses prétentions isolées, ne sont qu'une chose fictive, qu'un prétexte d'extorsion réelle? Qu'en thèse générale, il en coûte toujours moins pour être bien soigné que pour l'être mal; qu'un médecin et un pharmacien, hommes de talent et de conscience; (et, conséquemment, mus par une saine philanthropie) le traiteront plus économiquement et avec plus de succès que ne le sait, ou que ne le peut faire la vile tourbe des Charlatans, de haut et de bas étage; pour lesquels le peuple fut toujours une sorte de *vache à lait*, une matière imposable et corvéable à discrétion!

L'exploitation des maladies du peuple, par les médicastres de carrefours, a encore un auxiliaire puissant dans les almanachs et les livrets que les colporteurs font pulluler parmi la population des ateliers et des campagnes. On conçoit ce qu'une telle lecture peut offrir d'aliment à la crédulité de gens pour qui l'absurdité n'est, elle-même, qu'une des conditions du merveilleux : L'astrologie judiciaire, l'influence de la lune et des autres planètes, ou des constellations, sur les tempéramens; les remèdes, souvent dangereux; les saignées, ordinairement funestes lorsqu'elles sont pratiquées à contre-sens; tout y sert d'aliment aux préjugés, tout y donne matière aux erreurs; et, malheureusement, il n'en est pas de plus graves que dans ce qui touche à l'art de guérir.... Cet art divin n'est plus alors que l'art d'empoisonner ou d'assassiner les malades.

Mais, hélas! comment arrêter tous les abus que je signale? comment s'opposer à la propagation des doctrines homicides pour lesquelles semblent être d'accord et se coalisent l'intérêt personnel du Charlatan et l'aveugle crédulité de ses victimes? Je le répète : l'action des personnes sages et influentes est le seul agent capable de neutraliser de tels abus; mais il faudrait que cette infiuence s'exerçât constamment et fut aussi infatigable que le doit être la philantropie, que l'est assurément la charité chrétienne.

Car, enfin, s'il fallait que l'exercice de la médecine comportât la tolérance légale du Charlatanisme qui s'en est emparé, comme il est évident que la première ne saurait produire autant de bien que l'autre fait de mal, peut-être serait-il avantageux à l'espèce humaine qu'aucune des deux n'existât!...

Je le dis avec conviction; et la gravité des vues qui me dirigent doit m'affranchir ici de toute idée épigrammatique ou burlesque : (les sarcasmes de Molière contre les médecins sont tellement surannés qu'ils porteraient à faux de nos jours, s'il était possible qu'on essayât de les reproduire); mais s'il est incontestable que l'anarchie est toujours un fléau, c'est surtout en médecine qu'elle est funeste. Ses conséquences ne s'arrêtent pas; et, lorsque les lois sont impuissantes pour châtier leurs contraventions; lorsque, libre de toute règle, ou pouvant, au moins, éluder celles qui devraient le régir, le Charlatanisme marche le front levé, en affichant une sorte de cynisme, on se surprend à se demander pourquoi l'on ne frapperait pas d'une égale réprobation l'art véritable et son homicide parodie; s'il était reconnu que les lois dûssent tolérer une telle violation des droits sacrés de l'humanité, ou voir leur action salutaire expirer devant l'audacieuse persistance du Charlatanisme!

Il est un autre abus qui découle du même principe, et qui porte aussi des fruits dangereux; car, à l'inconvénient de se faire payer fort cher, il joint celui, sans doute plus grave, d'occasionner parfois des maux réels où il n'y en avait que de légers ou d'apparens; mais là, du moins, les victimes ou les dupes appartiennent plutôt à la classe aisée, donc pourvue de lumières, qu'à celle du peuple, proprement dit: Je veux parler de ces remèdes pompeusement préconisés dans les annonces de journaux, à tant la ligne, ou au moyen de ces affiches-monstres qui salissent nos murs au détriment de la morale publique et aussi, parfois, de la pudeur de la jeunesse....

Est-ce qu'une police, administrée avec des vues sages et paternelles devrait permettre cette exhibition scandaleuse dont s'effarouche, à bon droit, la sollicitude maternelle et dont toutes les mères ne réussissent pas toujours à préserver les yeux de leurs enfans?

Mais ces considérations, qui sont plutôt du ressort

du moraliste que du mien, me détourneraient de mon sujet et il faut que j'y revienne : Une preuve que le Charlatanisme médical a des ramifications partout et qu'il ne borne pas son action sur les classes infimes de la société; c'est que parmi les personnes qui rougiraient peut-être, sinon d'écouter la prétentieuse faconde de l'empirique, monté sur des tréteaux et accompagné, en cabriolet ou en calèche, de la grosse caisse et des clarinettes indispensables, du moins de s'en approcher, il est une foule de gens crédules qui se laissent exploiter, non moins impudemment, sous l'influence des affiches et des annonces dont je viens de parler.

Voyez la plupart des boutiques des pharmacopoles des grandes et des petites villes : elle sont autant de succursales des officines où s'élaborent, à Paris, sous les auspices de tels ou tels médecins et pharmaciens *en renom*, ces remèdes prétendus *secrets*; qui, s'il fallait en croire leurs prôneurs, seraient autant de panacées universelles, d'une infaillibilité reconnue. Je donne, dans la page suivante, un tableau abrégé de quelques-uns de ces médicamens, et du nom de leurs auteurs. L'analyse ou la décomposition de leurs substances y est également offerte d'une manière aussi consciencieuse qu'incontestable.

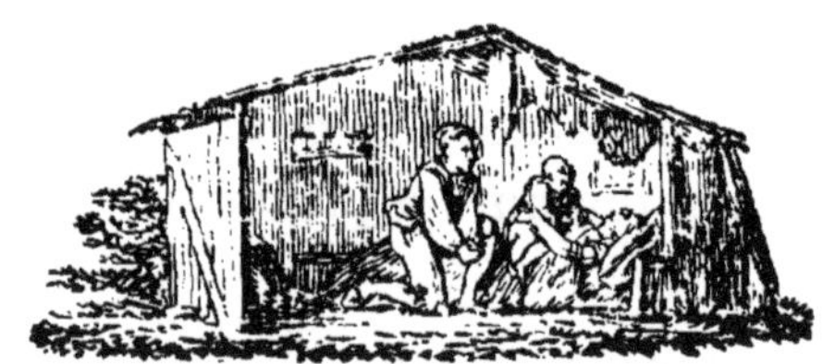

NOMS DES AUTEURS.	DÉNOMINATION DE CHAQUE SUBSTANCE.	ANALYSE DE LA COMPOSITION.
POTARD	Pastilles de Calabre.	Manne et Sucre.
LEPÈRE	Pastilles.	Sucre, Rhubarbe et Magnésie.
	Pilules.	Aloës et Gomme gutte.
FRANCK	Grains de Santé.	Aloës et Gomme résine mastic.
AUDIN-ROUVIÈRE.	Tonique purgatif.	Teinture de Jalap et Rhubarbe.
	Graines jaunâtres.	Moutarde blanche.
	Sel désopilant.	Tartrate de Potasse et de Soude.
	Poudre Sternutatoire.	Poudre capitale de St-Ange.
GIRAUDEAU DE ST-GERVAIS.	Rob Anti-Syphilitique.	Mélasse aromatisée. — Extrait de Salsepareille.
CHAUMONOT.	Sirop pectoral.	Sirop de Sucre aromatisé.
OLIVIER	Biscuit dépuratif.	Pâte de Farine, Calomel et Sucre.
LAMOUROUX.	Sirop pectoral.	Sirop de Coquelicot.

Je ne crains point de dire que les dépôts de ces remèdes n'ont pour résultat, sinon pour but, que de tromper le public; et il est sans doute fâcheux d'avoir à reprocher une sorte de complicité à d'honnêtes dépositaires qui, pour la plupart, ont vu leurs maisons indiquées à leur insu. Souvent même, ceux-ci n'ont fait que céder à l'obsession des voyageurs et des correspondances de la capitale; ou bien même encore, aux exigences d'une concurrence mercantile, en recevant des envois, souvent effectués chez eux sans qu'ils aient été consultés.

Si l'aveuglement n'était pas toujours extrême chez les personnes qni espèrent trouver remède ou palliatif à leurs maux, l'idée d'un prix exhorbitant ne se présenterait-elle pas tout naturellement, en considérant les dépenses multipliées à l'aide desquelles se répètent des annonces dispendieuses, se renouvèlent des envois qui ne se réalisent pas toujours intégralement; qui comportent, au contraire, des pertes fréquentes; et en réfléchissant, surtout, à la fortune rapide et scandaleuse dont ces sortes de remèdes deviennent la source pour leur inventeurs ?

Il est de fait qu'on peut, sans exagération, affirmer que, toutes concessions faites aux dépenses et aux bénéfices légitimes, il n'est point un de ces médicamens qui ne se vende dans la proportion de quinze à vingt fois sa valeur vénale. Je dis *valeur vénale* parce que je conteste toute autre valeur à des substances pour la plupart insignifiantes ou dangereuses :

Que si l'on se méfiait d'une assertion pourtant

rigoureusement vraie, j'engagerais mes lecteurs à se reporter aux Journaux de Paris du mois de Novembre 1837; ils y trouveraient, pour leur édification, les longs griefs de *Boiveau-Laffecteur* ou de ses héritiers contre le sieur Giraudeau, (dit *de St-Gervais*, parce qu'un lieu de ce nom a eu l'insigne avantage de voir naître le célèbre docteur.) Et, dans ces griefs, si longuement exposés, des choses fort curieuses, sur l'origine de la prétendue découverte, secrètement élaborée avec un associé féminin que sa qualité de *Sage-Femme* a, sans doute, fait répudier depuis.

Il n'est point d'année qui s'écoule sans voir surgir quelques nouveaux remèdes du même genre, que leurs ravages n'empêchent pas de s'accréditer dans le public; ou plutôt dont les funestes effets s'étendent en proportion même de la vogue qu'ils obtiennent.

Parmi les remèdes qui pullulent en France et en Europe, sous les dénominations de *Purgatifs*, d'*Anti-Syphilitiques*, de *Dépuratifs*, *etc.*, il en est heureusement fort peu qui aient été aussi répandus que celui de *Leroy*... cet universel et meurtrier purgatif dont l'exploitation avait pour auxiliaire un volume presqu'aussi gros que *la Médecine sans le Médecin*, du défunt *Audin-Rouvière*. Aussi, que de victimes! que d'hommes perclus ou tués par ce médicament de cheval, dont l'espèce humaine tout entière eût dû se défier comme d'un poison!

C'est, sans doute, là, un de ces puissans agens pharmaceutiques dont le souvenir n'est pas près de s'éteindre; ou plutôt dont on ne cessera de parler que quand justice en sera faite; c'est-à-dire lorsque ses victimes auront toutes cessé de vivre et lorsque le peuple, enfin éclairé sur les intérêts qui le touchent le plus, aura trouvé dans ces funestes exemples un préservatif contre les pièges journellement tendus à sa confiance et à sa crédulité.

A ce propos, il me revient à la mémoire un fait dont je puis garantir l'exactitude : un de mes amis, jeune docteur, distingué par ses succès dans l'art de guérir, avait été appelé près de deux malades à qui, vu leur état désespéré, la science ne pouvait déjà plus offrir que quelques adoucissemens; il reconnut qu'on ne pouvait espérer autre chose que de prolonger l'existence, sans espoir de guérison; parce que l'usage réitéré de l'infame *Remède-Leroy* avait tari en eux jusqu'aux sources de l'existence! Il est rigoureusement vrai de dire que ces malheureux n'étaient plus que l'ombre d'eux-mêmes et que le marasme, le rachytisme, s'étaient emparés de leurs derniers jours pour n'en plus faire qu'une déplorable agonie!

Combien en est-il d'autres qui, par l'absence de tout moyen de neutraliser un poison réel, ont été bien positivement tués, ou minés à petit feu!

Un médecin français, non moins célèbre par son talent et ses connaissances que recommandable par son caractère, a révélé tout récemment quelques-unes des catastrophes occasionnées par le *Purgatif-Leroy ;* et l'on ne peut que gémir sur d'aussi déplorables effets de l'ineptie humaine; mais que serait-ce donc si l'on recueillait des observations sur ce remède infernal, partout où il a fait des victimes, c'est-à-dire dans tous les lieux où il a pénétré!

Il faut cependant reconnaître que tous les remèdes offerts au public ne sont ni aussi accrédités ni aussi dangereux; mais toutes ces affiches fastueuses n'en doivent pas moins être jugées sur ce principe, aussi vrai en médecine qu'en physique : c'est que, quiconque annonce un remède comme universel est un imposteur: car un tel remède ne peut exister.

Je n'entrerai pas dans plus de détails à ce sujet; j'en appellerai seulement à toute personne sensée qui voudra réfléchir sur les causes diverses des maladies, sur l'opposion de ces causes; et, conséquemment, sur l'absurdité dont il serait de prétendre les combattre toutes à l'aide d'un seul médicament.

Quand on sera pénétré de ce principe, on ne se laissera plus prendre au piége grossier des paradoxes et des sophismes : on ne voudra plus croire que les affections si multipliées du corps humain proviennent d'une seule cause et peuvent céder à un seul remède. On comprendra qu'une telle prétention est le comble de l'astuce ou de l'ignorance, et l'on sentira qu'il n'est pas moins de la dignité que de l'intérêt de s'y soustraire.

Peut-on, par exemple, espérer de guérir une hydropisie, dont la cause est aussi bien dans le relâchement des fibres que dans la dissolution du sang, à l'aide d'un médicament qui, pour combattre une maladie inflammatoire, doit viser à détruire l'épaisseur du sang et la rigidité des fibres?

Pourra-t-on se flatter de guérir, par un remède

unique, notamment les épilepsies, (affections que le peuple qualifie en ces termes : *tomber du haut mal)*, dont les causes sont parfois aussi opposées que variées?

Non, sans doute; et il y aurait une foule de propositions de ce genre qui, si je les présentais, auraient toutes pour solution les mêmes épithètes : *Fourberie! Ignorance! Absurdité!* lesquelles, d'ailleurs, se résument en une seule, qu'on ne saurait ni proclamer trop haut ni flétrir trop énergiquement : CHARLATANISME ! ! !

Parcourez les annonces quotidiennes des Journaux, jetez, en passant, les yeux sur les tapisseries de nos murailles, lisez les pancartes dont on enveloppe les cosmétiques sortis de la boutique de l'Épicier ou vendus par le *Perruquier*, s'intitulant : *Coiffeur* (*), et

(*) A part l'abus que font les Journaux, même les plus accrédités, de ce qu'ils appellent le domaine ou le privilége de l'annonce ; la réelle complicité qui les associe au Charlatanisme, non-seulement parce qu'ils le laissent parler de façon à se présenter avec des éloges qui semblent venir d'eux ; mais parce que, sous le nom de *réclame*, ils lui accordent des phrases laudatives, jusques dans le corps du Journal ; il est plusieurs points de vue sous lesquels le Charlatanisme serait curieux à observer.

Dans ses rapports avec la vanité boutiquière, par exemple, quelles modifications n'ont-ils pas apportées ensemble aux enseignes des grandes villes et surtout de la capitale ! Est-il, maintenant, un cabaret de Paris, quelqu'obscur que soit le bouge où est assis son comptoir, qui ne s'intitule *Commerce de Vins?* Et trouverait-on un *Perruquier* qui ne s'appelât *Coiffeur?....* Il y a plus : quelques gens de cette profession se sont avisés d'un expédient à l'aide duquel, au lieu de répudier le plus ancien de leurs titres, ils s'en sont fait une sorte de relief pour le nouveau ; en inscrivant au-dessus de leur boutique : P^er^ Coiffeur. Voilà sans doute un *mezzo termine* bien adroit, une équivoque heureusement trouvée, pour que le bénévole passant puisse lire : *Premier Coiffeur!*

depuis le modeste *rouleau d'Eau de Cologne*, de l'éternel *Farina*, jusqu'au *flacon* délétère de *l'immortel* Leroy, vous trouverez partout des *vertus* aussi contradictoires qu'absurdes et vous penserez qu'il a fallu nous supposer bien largement *bénévoles* (si ce n'est encore autre chose) pour nous croire capables d'ajouter foi à un tissu de mensonges dont la jactance est aussi ordinairement l'acolyte, que le mal et l'impunité en sont les résultats habituels !

Plusieurs observations importantes ont été faites par des médecins, hommes de talent et de conscience, dans le but de ramener le public à une saine appréciation de ce vain attirail du Charlatanisme. En expliquant les causes diverses des maladies, leurs caractères, les différences inhérentes à leur durée ou aux complications qu'elles amènent; les variétés qui résultent des saisons, de leur température, du sèxe, de l'âge et du tempérament, ainsi que d'une foule d'autres circonstances de nature à modifier l'emploi des médicamens, ces observations ont victorieusement démontré le danger des prescriptions ignorantes ou téméraires; l'utilité indispensable d'une circonspection d'où peuvent dépendre, à-la-fois, le soin du malade et l'observation des devoirs sacrés du médecin philanthrope; devoirs que rien ne l'excuserait d'avoir négligés; surtout dans les cas graves où l'existence de son semblable peut être compromise.

Ces mêmes considérations ne doivent-elles pas prescrire envers le médecin, et tout aussi bien de la part du malade que chez ceux qui l'entourent, une confiance sans réserve, une entière docilité? L'histoire des maladies qui, presque toutes, ont une marche habituellement tracée, où la phase ascendente ou progressive, l'époque stationnaire et la décroissance ont chacune leur durée, ne démontre-t-elle pas combien sont absurdes les promesses du Charlatan, qui se fait fort de guérir, à jour fixe, le malheureux qu'au contraire il plongera dans une situation incurable?

Ne doit-on pas sentir la nécessité de continuer les mêmes remèdes aussi long-temps que le caractère de la maladie reste le même; et l'inconvénient d'en changer fréquemment parce que l'on n'obtient pas un soulagement assez prompt?

Rien ne nuit plus au malade que cette instabilité: après avoir examiné les indications que fournit la maladie, choisi et adopté le remède le plus propre à la combattre, il convient d'en continuer l'usage tant qu'aucune circonstance n'en prescrit le changement; sauf le cas où l'on reconnaîtrait qu'on s'est trompé.

S'imaginer qu'un remède est inutile parce qu'il ne détruit pas la maladie au gré de l'impatience du malade, le rejeter pour en prendre un autre, ce serait casser une montre parce que son aiguille emploie douze heures à en parcourir le cadran.

Si quelques médecins recommandables explorent, en certains cas, les urines des malades, à cause du changement que leur imprime certaines maladies, surtout les fièvres inflammatoires, c'est pour juger, par cette inspection, du changement survenu dans la masse des humeurs et se rendre compte du temps où il conviendrait d'appliquer les évacuants; mais il y a ignorance crasse ou insigne fourberie à prétendre que le seul examen des urines suffise pour reconnaître les symptômes, juger la cause et appliquer les remèdes d'une affection quelconque!

On conçoit peut-être qu'une semblable observation, lorsqu'elle a lieu chaque jour et concurremment avec celle de la maladie, puisse aider à comparer les urines elles-mêmes aux évacuations alvines, pour en tirer d'utiles inductions sur les symptômes généraux et particuliers.

Lorsque le médecin connaît toutes les circonstances relatives au malade, quoiqu'étrangères à la maladie, telles que les alimens, les boissons à son usage, l'inspection de ses urines peut être de quelqu'utilité ; mais cette seule inspection, isolée de toute connaissance accessoire, ne peut servir à rien : le bon sens doit suffire pour en juger de la sorte sans qu'il soit besoin de déduire d'autres preuves, ou d'offrir de nouveaux développemens.

Or, on peut décider hautement que quiconque prescrit des remèdes contre une maladie que l'inspection des urines, toute seule, a pu lui révéler, est aussi évidemment un imbécile ou un fripon, que le malade qui prend ses remèdes, est souvent un sot et toujours une dupe!

En dernière analyse on se demande d'où provient une crédulité non moins ridicule que nuisible sur l'objet qui nous touche le plus intimement, sur notre propre santé?

Il en est quelques causes, plus particulières au peuple; elles sont, je crois :

1°. L'impression ordinaire du brillant sur ses sens.

2°. Le préjugé qui lui représente les Empiriques guérissant par un don surnaturel.

3°. L'idée, assez généralement enracinée, que ses maladies sont, comme lui, d'une classe à part et que le médecin du riche n'y connaît rien.

4°. L'erreur, non moins fortement établie, que les secours de l'empirique lui coûteront moins que ceux du médecin.

5°. Une sorte de timidité ou de honte auprès des gens de l'art de son pays; chez lesquels il craint de ne pas obtenir autant de soins et d'être traité plus durement qu'auprès des médicastres ambulans.

6°. La sympathie qu'il aura toujours pour des paroles à sa portée et pour l'énumération, même emphatique, de maladies parmi lesquelles il doit en reconnaître plus d'une; et de prétendues cures merveilleuses dont il espère bientôt augmenter la liste.

Mais il serait moins aisé d'expliquer la confiance aveugle des gens d'un ordre supérieur, (lesquels, ayant reçu les bienfaits de l'éducation, devraient aussi mieux raisonner), pour des remèdes habilement préconisés, ou même pour un charlatan mieux accrédité que tel ou tel empirique subalterne. Essayons, cependant, d'en indiquer quelques raisons :

La première découle évidemment de ce principe du *moi*, inné chez l'homme; qui, l'attachant au sentiment de la prolongation de son existence, plus qu'à toute autre chose au monde, lui tient constamment les yeux fixés sur cet objet, et en fait le but de toutes ses démarches. Incertain de la route à suivre et ne pouvant distinguer le sentier favorable du chemin dangereux il écoute parfois le conseil intéressé, perfide, qui lui crie : « par « ici ! c'est le plus sûr et le plus court; mais il faut « payer gros ! » Il paie, passe et périt dans l'un des nombreux précipices qui se succèdent sous ses pas.

Ce même principe est souvent la source d'une autre erreur; qui consiste à accorder, peut-être involontairement, une plus grande confiance aux hommes qui nous flattent le plus dans nos idées favorites. On conçoit, dès-lors, qu'un médecin éclairé qui, prévoyant la durée d'un mal et en connaissant le danger, se sent trop de probité pour dire ce qu'il ne pense pas, sera moins favorablement écouté que le flatteur : les idées de celui ci seront aussi recherchées qu'on s'attachera à écarter les autres, et l'on conçoit de quel côté sera la préférence !

Une troisième cause qui tient du même principe, c'est qu'on se livre plus volontiers à une méthode facile et qui heurte le moins nos passions, qu'on ne s'abandonne aux conseils d'un médecin que le sentiment de sa haute mission doit porter à être exigeant.

Celui-ci prescrit un régime, impose des privations, demande du temps et veut une régularité sévère dans l'emploi de ses moyens de traitement, dans l'exécution de ses ordonnances; il rebute, conséquemment, un malade qu'au contraire, l'empirique enchante en lui permettant de suivre ses goûts, en ne lui imposant qu'un faible assujétissement; et, surtout, en lui promettant une prompte et radicale guérison.

L'idée d'une cure assez longue, hérissée de nombreuses épines, en supposant une maladie grave, doit naturellement attrister l'ame du malade; il ne l'admet qu'avec peine et, pour s'y soustraire, il embrasse aveuglément le système absurde qui ne voit en lui qu'une indisposition, de nature à céder promptement au médicastre éhonté qui se vante encore, parfois, de devoir ses *nombreux succès* dans l'*art de guérir* à l'*étude des simples!*

Le goût généralement répandu pour le nouveau et l'extraordinaire, qui conduit despotiquement un grand nombre de personnes et qui accrédite tant d'êtres et de choses ridicules, est une quatrième raison, non moins puissante que les trois autres à l'appui de ma proposition

L'ennui est, assurément, ce que l'homme redoute le plus; il est sans cesse amené à l'éprouver dans son propre vide ou dans celui de la société; et les sensations neuves ou extraordinairees l'intéressent et l'entrainent si impérieusement, qu'il s'y livre souvent sans en calculer ou en prévoir les conséquences.

Une cinquième raison se tire de ce que les trois quarts et demi des hommes se laissent mener par l'autre demi quart. Ceux qui aiment le plus à diriger leurs semblables sont ordinairement les moins aptes à le faire. De là, il faut tirer l'induction que tout doit aller fort mal; et que les événemens ridicules ou fâcheux doivent nécessairement résulter de la constitution vicieuse de la société.

L'homme d'un sens droit ne voit, souvent, que par les yeux d'un sot, d'un intrigant ou d'un fourbe; qui, jugeant habituellement fort mal ne peut agir bien que par exception. Aussi, l'homme d'un vrai mérite ne pouvant se lier avec les intrigans ou les cabaleurs, ceux-ci, naturellement affranchis de son influence salutaire, n'en ont que plus complètement encore les coudées franches pour conduire le tout à leur guise!

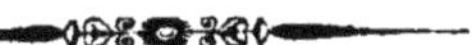

Les considérations qui précèdent avaient, par leur nature même, beaucoup trop d'analogie avec celles d'un médecin philanthrope du siècle dernier pour que je ne me rencontrasse pas avec lui. Les personnes qui ont lu les écrits du docteur Tissot (*), reconnaîtront les emprunts que je lui ai faits; et approuveront sans

(*) Simon-André Tissot, né à Grancy, dans le pays de Vaud, le 20 Mars 1728, prit à Montpellier le grade de docteur, en 1749, et mourut à Lausanne, le 13 Juin 1797.

Les Biographes de cet homme, si essentiellement ami de l'humanité, s'accordent à dire que les plus grandes distinctions lui furent offertes par les Sociétés savantes et plusieurs souverains; et qu'il se retrancha contre les offres de ceux-ci, dans l'affection qui l'attachait à Lausanne. Aussi la Magistrature de cette ville lui en témoigna-t-elle sa reconnaissance en lui conférant le droit de bonrgeoisie et en le créant membre des *Deux-Cents*, parmi lesquels se recrutaient les Tribunaux et les Magistrats de la cité.

La seule absence de Lausanne qu'ait faite le docteur Tissot et qui résulta des sollicitations de l'empereur Joseph II, le conduisit en 1780 à l'Université de Pavie, où il resta trois ans et où ses Élèves lui décernèrent cette doute qu'avec le dessein de rendre hommage à la juste célébrité de l'auteur de l'*Avis au Peuple sur sa santé*, j'aie reproduit des idées auprès desquelles il eut été difficile, sinon impossible, de faire aussi bien.

Comme on ne saurait trop éclairer le Public sur les écueils qui compromettent sa sûreté, je ne terminerai pas cet Opuscule sans dire quelques mots sur un autre genre d'abus, non moins dangereux que ceux que j'ai signalés :

La vente des marchandises médicinales par un Epicier n'a pas moins d'inconvéniens que lorsqu'elle est dans le domaine du Charlatan.

Il existe des hommes spéciaux, dont les connaissances pharmaceutiques suffisent non-seulement pour préparer les médicamens, mais pour soustraire des drogues les particules hetérogènes qui s'y rencontrent d'ordinaire ou accidentellement. L'art du Pharmacien, que tant de gens présomptueux croient pouvoir exercer à l'aide de quelques notions chimiques, ou même

inscription, gravée sur le marbre et placée dans le portique des Écoles : *Immortali præceptori !*

En parlant de ses divers ouvrages qui, réunis plusieurs fois, ont été donnés sous le titre d'*OEuvres* (Paris, 1809) en huit volumes in-8°, on a dit de l'*Avis au Peuple sur sa Santé :* « C'était la première fois que la médecine » avait été traitée en langage vulgaire et raisonnable . . . . Aussi » cet ouvrage eut-il un succès prodigieux : Il fut traduit plusieurs fois en » allemand, en italien, en suédois, et en sept autres langues ; et il s'en est » fait en Europe un nombre infini d'éditions. »

en l'absence de toute instruction analogue, est pourtant un art essentiel dont les actes importent à la sécurité de l'existence, elle-même, aussi bien qu'au traitement des maladies.

C'est par lui que les substances médicinales sont comparées, jugées et parfois même administrées à une dose convenable, quant à l'âge, au sexe, au tempérament, à la constitution et à l'état des malades. Qu'attendre de cet industriel en boutique, quand bien même il se qualifierait d'*Épicier-Droguiste*, relativement aux garanties dont je viens de parler, et qui ne peuvent résulter que de connaissances qui lui manquent.

Parmi les exemples dont fourmillent les Journaux de la Capitale, je me bornerai à en citer deux dont je livre le commentaire aux lecteurs de bon sens et de bonne foi :

I. Une femme alla chercher chez un épicier six gros de feuilles de sené dont elle fit une infusion de quatre onces dans un vase de terre, pour la faire prendre à son fils, âgé de dix-neuf ans. Afin de triompher de la répugnance du jeune homme pour la boisson qu'elle lui présentait, cette malheureuse mère en prit une cuillerée, dont elle ne tarda pas éprouver de cuisantes douleurs. Quant à son fils, qui avait avalé la dose prescrite, au bout de quelques secondes, d'affreuses coliques, bientôt suivies d'horribles convulsions, révélèrent un empoisonnement des plus intenses. Pendant l'emploi des antidotes, qui devaient être infructueux, le malade coupa de ses dents, comme avec des cisailles, la cuiller d'étain qu'on avait introduite dans sa bouche, et, en moins d'une heure, il expira en proie aux tortures les plus atroces.

Dans l'autopsie du cadavre la membrane de l'estomac offrit un liquide analogue à celui que présente le tannin et donna, à l'aide du réactif, une couleur bien distincte. L'examen du sené saisi chez l'épicier y révéla la présence de la *Redoul* (*Coraria myrtifolia*) substance vénéneuse accidentellement mélangée avec le sené, sans doute par le fait d'un herboriste; mais qu'un homme de l'art eût facilement distinguée au lieu de la confondre ainsi qu'avait fait l'épicier. (Voyez l'article *Redoul*, famille des *Corariées*, page 436 de *Histoire naturelle médicale* de Lesson.)

II. Avec la formule d'un médecin connu de la capitale, une garde-malade alla demander une once de *Chardon bénit* (*Carduus benedictus*) chez un épicier du voisinage. Celui-ci, qu'une sorte de similitude entre la plante demandée, qui lui manquait pour le moment, et la *Pomme épineuse* (*Daturus stramonium*) dont il était muni, avait excité à une substitution où, sans doute, la fraude mercantile lui semblait innocente, donna la dose prescrite de *stramonium* et se crut, probablement, aussi habile connaisseur que marchand intéressé.

L'infusion prise par le malade aggrava sa situation; la garde, interrogée par le médecin, en lui apportant quelques fragmens de la plante vénéneuse, le mit à même de la reconnaître. De prompts et salutaires remèdes parvinrent à neutraliser l'action délétère du poison; mais que fut-il arrivé sans le médecin expérimenté qui découvrit le danger et put s'en rendre maître; ou bien s'il eut été appelé trop tard?

Tant d'exemples du même genre se répètent assez fréquemment pour devoir mettre en garde les personnes les moins attentives ou les plus imprudentes. Il semble qu'on devrait, surtout, éviter de jamais confier l'exécution d'une formule médicale à d'autres qu'à un Pharmacien en titre; c'est-à-dire à l'homme que des études spéciales ont mis à même de connaître les substances multipliées, parmi lesquelles, quoique leur but collectif soit de produire du bien, il en est tant de malfaisantes. Saurait-on jamais apporter trop de soins et de prudence quand il s'agit de médicamens où la vie des hommes peut, sans cesse, être mise en question !

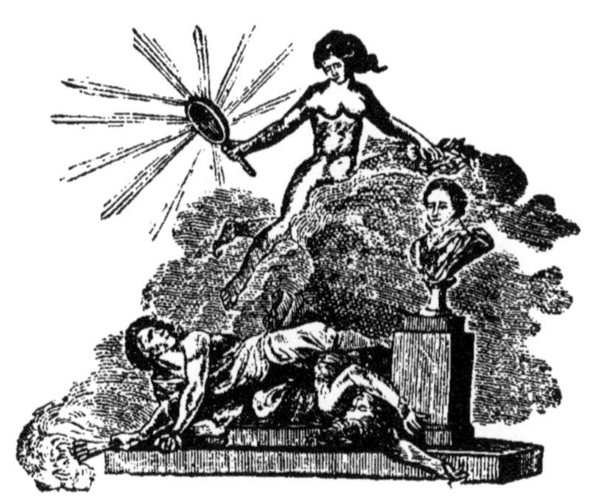

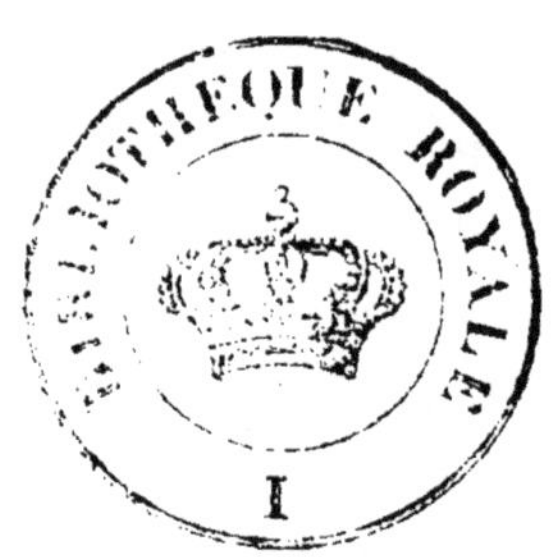

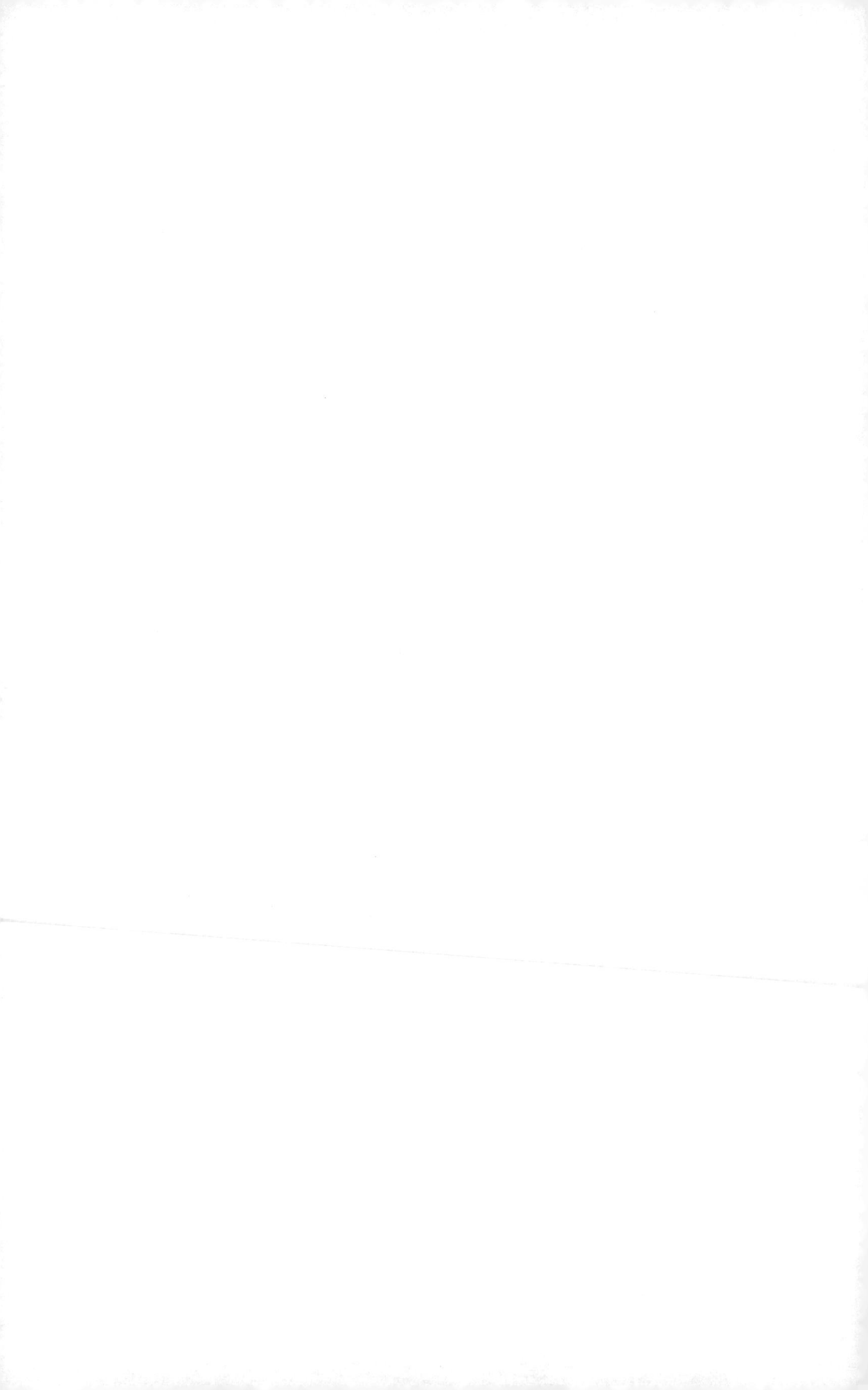

www.ingramcontent.com/pod-product-compliance
Ingram Content Group UK Ltd.
Pitfield, Milton Keynes, MK11 3LW, UK
UKHW021957260726
13994UKWH00004B/1794

9 782329 349855